BEI GRIN MACHT SICH IHR
WISSEN BEZAHLT

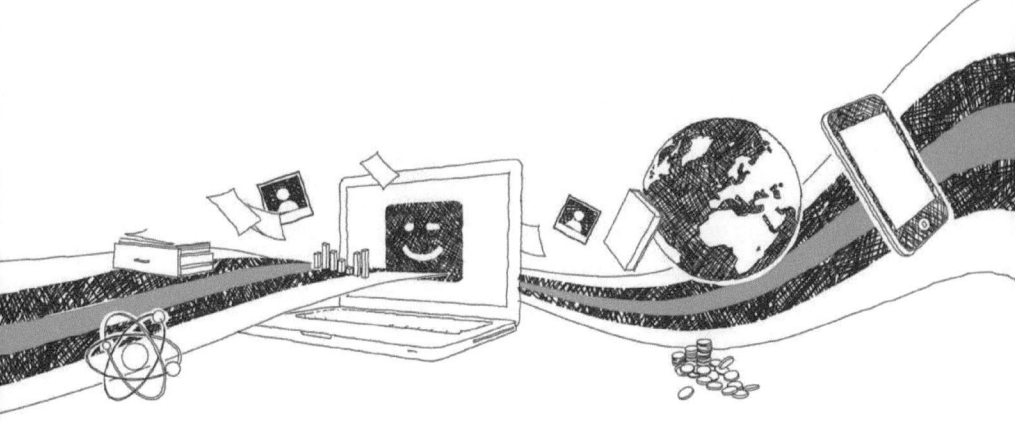

- Wir veröffentlichen Ihre Hausarbeit,
  Bachelor- und Masterarbeit

- Ihr eigenes eBook und Buch -
  weltweit in allen wichtigen Shops

- Verdienen Sie an jedem Verkauf

Jetzt bei www.GRIN.com hochladen
und kostenlos publizieren

AF131217

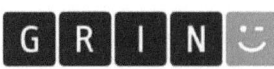

Bibliografische Information der Deutschen Nationalbibliothek:

Die Deutsche Bibliothek verzeichnet diese Publikation in der Deutschen National-
bibliografie; detaillierte bibliografische Daten sind im Internet über http://dnb.d-
nb.de/ abrufbar.

Impressum:

Copyright © 2015 GRIN Verlag, Open Publishing GmbH
Druck und Bindung: Books on Demand GmbH, Norderstedt Germany
ISBN: 978-3-668-14217-6

Dieses Buch bei GRIN:

http://www.grin.com/de/e-book/314628/zusammenfassung-von-o-leary-und-
igdouras-the-therapeutic-potential-of

Victoria Rosenberger

Zusammenfassung von O'Leary und Igdouras "The therapeutic potential of pharmacological chaperones and proteosomal inhibitors, Celastrol and MG132 in the treatment of sialidosis"

Ein deutscher Überblick über die englischsprachige Publikation über die Stoffwechselerkrankung Sialidose

GRIN Verlag

GRIN - Your knowledge has value

Der GRIN Verlag publiziert seit 1998 wissenschaftliche Arbeiten von Studenten, Hochschullehrern und anderen Akademikern als eBook und gedrucktes Buch. Die Verlagswebsite www.grin.com ist die ideale Plattform zur Veröffentlichung von Hausarbeiten, Abschlussarbeiten, wissenschaftlichen Aufsätzen, Dissertationen und Fachbüchern.

Besuchen Sie uns im Internet:

http://www.grin.com/

http://www.facebook.com/grincom

http://www.twitter.com/grin_com

"The therapeutic potential of pharmacological chaperones and proteosomal inhibitors, Celastrol and MG132 in the treatment of sialidosis" - Zusammenfassung

Inhalt

1. Einleitung

Sialidose zählt zu den lysosomalen Speichererkrankungen, die auf einer Fehlfunktion der lysosomalen Sialidase, welche zur Klasse der Hydrolasen zählt, beruht. Jenes Enzym wird durch das NEU1 Gen kodiert und die Krankheit wird autosomal rezessiv vererbt. Die Mutationen im NEU1 Gen führen zu einem Defekt des Enzyms, welches normalerweise Sialinsäure von Oligosaccariden, Glycolipiden und Glycosphingolipiden spaltet.

Sialidose kann in zwei unterschiedliche Klassen von Phänotypen gegliedert werden: Sialidose Typ I und Typ II. Ersterer entspricht einer late oneset Erkrankung, welche im Alter von 8 bis 10 Jahren auftritt und durch einen kirschroten Fleck in der Makula gekennzeichnet ist und von einer Abnahme der Sehschärfe und Höhrverlust begleitet wird. Patienten mit Sialidose Typ I versterben meist im Alter von 20 Jahren und können durch den Anstieg der Sialiloligosaccaridwerte sowie Vakuolen im Blutausstrich diagnostiziert werden. Typ II wird in eine kindliche und eine jugendliche Untergruppe unterteilt. Obwohl Typ II typischerweise einen schwereren Krankheitsverlauf mit sich bringt, gibt es ein großes Variationsspektrum bezüglich des Schweregrads innerhalb der Untergruppen.

Infantile Sialidose ist bereits sehr früh, wenn nicht bereits in der Gebärmutter erkennbar. Patienten dieser Gruppe versterben üblicherweise bereits vor ihrem fünften Lebensjahr.

Juvenile Sialidose ist durch einen späteren Ausbruch der Krankheit gekennzeichnet. Die Lebenserwartung der Patienten ist länger und die Schwere ihrer Symptome geringer als bei der infantilen Form. Patienten, welche an Typ II Sialidose erkranken weisen üblicherweise folgende klinische Merkmale auf: Hurloid facies (Wasserspeigesicht), Ataxie, Hepatomegalie, Splenomegalie und Myoklonus. Je nach Schweregrad der Krankheit werden jene Symptome von geistiger Retadierung begleitet. Die verheerendste Form der Sialidose entspricht der neonatalen und endet meist mit einem Hydrops fetalis.

Die Diagnose wird anhand des kirschroten Makulaflecks und einen hohen Gehalt an alpha2-6 verknüpften Sialyloligosaccariden im Urin gestellt.

Es existieren vier verschiedene Klassen von Sialidasen: die lysosomale (Neu1), die cytosolische (Neu2), die membrangebundene Gangliosid spezifische (NEU3) und die mitochondriale (NEU4). Jede Sialidase zeichnet sich durch ihre spezifischen Substrate und ihre subzelluläre Lokalisation aus. Die lysosomale Sialidase kann auch zur Plasmamembran ausgerichtet sein und bedingt durch ihre Position an der Zell-Zell Erkennung, Signalweiterleitung oder an Immunreaktionen beteiligt sein. Die funktionelle Vielseitigkeit dieses Enzyms erklärt unter anderem die phänotypische Vielschichtigkeit der Sialidose.

Sialidase ist Teil eines Multienzymkomplexes bestehend aus dem protektiven Protein Cathpepsin A und Beta-Galactosidase. Dieser wird im ER und Golgi gebildet und ist für die Funktionalität der Sialidase erforderlich.

Da die Behandlungsmöglichkeiten begrenzt sind, besteht ein großes Interesse an der Identifizierung neuer Mechanismen, welche die Enzymaktivität verbessern und dadurch die Anhäufung von Substraten vermindern soll. Chemische Chaperone kommen zum Einsatz, um der Missfaltung von Sialidase Enzymen entgegenzuwirken.

MG132 ist ein reversibler, hochspezifischer, proteosomaler Inhibitor welcher die Chemotrypsin-ähnliche Aktivität des 26S Proteasoms arretiert. Dadurch kann mithilfe von MG132 ein geschwindigkeitsbestimmender Schritt des Proteinabbaus blockiert werden. Mg132 wird derzeit hinsichtlich seiner potentiellen Behandlung bei Krebspatienten untersucht. Durch Reduzierung der proteosomalen Aktivität können Proteine, auch missgefaltete die normalerweise abgebaut werden würden, im ER verarbeitet und zum Golgi-Apparat und den Lysosomen transportiert werden.

Celastrol wird als entzündungshemmendes Mittel bei rheumatischer Arthritis und Asthma angewandt. Es zählt zu einer Untergruppe der Terpinoide, welche derzeit bezüglich ihrer Wirkung auf das Immunsystem betreffende Signalwege, Angiogenese und Zelltod bei Krebs untersucht werden. Als Chinin Methid Triterpenoid sorgt Celastrol sowohl für eine Zunahme der Chaperone als auch der Maschinerie, welche mit ERAD (ER-assoziierte Proteindegradation) und UPR (Unfolded Protein Response) in Verbindung steht. Dies geht mit einer Abnahme der Aktivität der cytoplasmatische Hit Shock Proteins(Chaperone), unter anderem HSP 70 und HSP 90 einher.

In der nun folgenden Studie wird sowohl die postive Wirkung von Celastrol und MG132 auf mutierte Sialidase Enzyme beschrieben, als auch die beträchtliche Kombinationswirkung beider auf die Enzymaktivität, lysosomales Targeting und die Akkumulation von Substraten in Zellen. Diese Studie deckt das Potential einer neuen therapeutischen Strategie zur Behandlung von Sialidose auf.

2. Materialien und Methoden

Zelllinien

Für die Studie wurden Allel spezifische Mutationen des Enzyms Sialidase an menschlichen Sialidase-Null-Fibroblasten untersucht. Die Sialidase Aktivität der mutierten Fibroblasten der Sialidose Patienten wurde mit jener von gesunden Fibroblasten verglichen.

Chemikalien und Antikörper

MG132 und Celastrol wurden in Ethanol gelöst und bei -20 Celsius gelagert. DMEM (Dulbecco`s Modified Eagle Medium) wurde als Kultumedium für alle Zellpopulationen benützt und wurde mit 10% FBS, 1% PenStrep und 0,1% Fungizone ergänzt. Die Zellen wurden unter der Verwendung von PBS (Phosphat Buffered Saline) und 0,25% Trypsin-EDTA weitertransportiert. Für die Gangliosid Beladung der Fibroblasten reiften die Zellen in OptiMEM, welches mit Antibiotika und Fungizone ergänzt wurde. Verschiedenste Antikörper, unter anderem monoklonale Maus Antikörper und polyklonale Hasen anti-Human Antikörper wurden für die verschiedenen Untersuchungen, wie beispielsweise der Western Blot Analyse verwendet. Die spezifische Aktivität der Sialidase wurde unter Verwendung des künstlichen Substrats (4-Methylumbelliferyl)-alpha-D-N-Acetylneuraminsäure (MuNANA) und 2- Amino-2-Methyl-1-Propanol (MAP) bestimmt. Zur Charakterisierung des Gangliosid Katabolismus (endogene und allelspezifische Sialidase) wurden Fibroblasten mit einer Rinderhirn Gangliosidmischung inkubiert und bei einer Stammkonzentration aus Ethanol suspendiert.

Adenovirus Infektion

Zur Untersuchung der Sialidase cDNA Expression von spezifischen missense Mutationen wurde eine Adenovirus vermittelte Expression verwendet. Die Zellen wurden mit einem Virus infiziert, welcher die R341G mutierte, die R225P mutierte, oder die Wildtyp Sialidase exprimierte.

Immunlokalisationsstudien

Um die intrazelluläre Lokalisation der Sialidase nach der Behandlung mit MG132, Celastrol oder einer Kombination beider Mittel bestimmen zu können wurden die Zellen auf Rundglasplättchen in einer Platte mi 24 Vertiefungen gezüchtet. Für die Untersuchung von allelspezifischen Mutantenanalysen wurden die Zellen nach 24 Stunden Inkubation mutierten Varianten und der Wildtyp Sialidase behandelt. MG132 und Celastrol wurden sowohl unabhängig als auch miteinander substituiert. Die Zellen wurden aufbereitet und mit fluoreszierenden Antikörpern versehen, um die Position der Sialidase bestimmen zu können.

Für die Immunlokalisationsstudien wurden die Objektträger mithilfe eines LeicaTCS SP5 invertierten konfokalen Mikroskop analysiert. Jedes Feld wurde mit einem Laser aufgenommen. Laser-Intensität und Wellenlänge wurden auf experimenteller Basis geprüft und farbige Überlagerungen generiert.

Gangliosid Katabolismus Studien

Um den Gangliosidabbau in vitro zu charakterisieren wurden die Fibroblasten mit und ohne Gangliosiden eines Rinderhirns inkubiert. Der Behandlung mit Celastrol, beziehungsweise MG132, oder einer Kombination beider folgte die Gangliosid Belastung. Die Zellen wurden mit Lysaten behandelt, mit Puls bestrahlt und in einem Röhrchen mit Chloroform, Methanol und Wasser substituiert. Später durchliefen die Proben eine Reihe von weiteren Behandlungen: Sie wurden öfter zentrifugiert, wobei der Überstand zur weiteren Zentrifugation verwendet wurde bis die Proben fertig aufbereitet und gereinigt waren. Die fertige gereinigte Probe wurde mit Chloroform resubstituiert und in einer Ampulle bei 20 Grad Celsius verschlossen. Die Proben wurden auf eine Siliciagel-Dünnschichtchromatographie- Platte aufgetragen und die Glycoconjugate wurden aufgrund von Ladung und Molekulargewicht getrennt, unter der Verwendung von Aceton gefolgt von einer Mischung aus Chloroform, Methanol und Kalziumchlorid als mobile Phasen Puffer. Nachdem die Platte getrocknet war wurde eine Mischung aus H2SO4 und Resorcinol benützt um die aufgelösten Ganglioside zu färben. Die gefärbte Platte wurde abgedeckt und erhitzt. Die Bilder wurden mittels UV- Exposition und hellem Licht eingefangen. Die Proben wurden mit dem Proteinspiegel des ursprünglichen Lysats verglichen.

Proteinanalysen nach Western

Zur Bestätigung der Sialidase Proteinstabilität wurden Fibroblasten gezüchtet, welche mit MG132 und Celastrol behandelt wurden. Um die allelspezifischen Proteinlevel untersuchen zu können wurden die Proben vor der Behandlung mit den mutierten Varianten und normaler Sialidase infiziert. Nach der Arzneimittelbehandlung wurden die Zellen in einen Lysepuffer, der einen Protease Inhibitor enthielt, beschallt. Nach weiteren Behandlungen wurden die Proben auf ein Polacrylamid Agarosegel aufgetragen und auf eine Nitrocellulose Membran übertragen. Vor der Zugabe der Antikörper wurden die Proben mit Milch und TBST behandelt. Nach dem erneuten Waschen mit TBST wurden die Membranen in Milch mit sekundären IgG-HRP konjugierten Antikörpern geblotet und später erneut mit TBST gewaschen. Die geblotteten Membranen wurden mit ECL-Chemilumineszenzreagentien inkubiert und mithilfe eines Rodac Röntgenfilms betrachtet. Die rekombinante Sialidase wurde mit einem anti-Polyhistidin-Antikörper und einem Ziege-anti-Maus-IgG-HRP dedektiert. Sialidase wurde unter Verwendung des monoklonalen menschlichen Sialidase – Antikörpers, gefolgt von Ziegen-Anti-Kaninchen-IgG-HRP sondiert. Grp78 Antikörper gefolgt von Ziege-Anti-Maus –IgG-HRP wurden gebraucht um Grp78 zu blotten. Die

Ladung wurde unter Verwendung von Beta Aktin neutralisiert. Gefolgt von Ziegen-anti-Maus IgG-HRP. Die Proteinspiegel wurden unter Verwendung des Lowry-Assays analysiert. Die Membranen wurden später erneut sondiert.

Quantifizierung der Western Blot-Analyse

Die Sialidase Aktivität wurde anhand der mutierten und Wildtyp Fibroblasten, welche in Platten mit 6 Vertiefungen gezüchtet und mit Celastrol und MG132 behandelt wurden untersucht. Die Zellen wurden mit PBS behandelt, in destilliertem Wasser abgeschabt und beschallt. Zelllysat wurde mit einem künstlichen Substrat vermischt und inkubiert. Die Fluoreszenz des Reaktionssubstrates wurde mithilfe eines Fluorometers gemessen. Standardkurven mit bekannten Konzentrationen von Umbelliforone wurden verwendet, um die Sialidaseaktivität anhand der Fluoreszenzwerte mithilfe von weißen und schwarzen Platten zu bewerten. Proteinspiegel wurden durch Bradford-Assay bestimmt. Messungen der normalen Sialidase Enzymaktivität von MCH64 Zellen wurden mit jener der untersuchten Sialidose Zellen verglichen.

3. Ergebnisse

Auswirkungen der MG132 und/oder Celastrol auf Sialidase-Aktivität in menschlichen Fibroblasten Sialidose

Im Vergleich zu einer unbehandelten Kontrolle zeigt die Behandlung mit MG132 allein zwar eine gewisse Verbesserung hinsichtlich der Enzymaktivität, jedoch eine derartig geringe, dass sie nicht als statistisch signifikant gewertet werden kann. Obwohl Celastrol alleine keine Wirkung auf die Fibroblasten zu haben scheint, zeigt sich bei der Behandlung von MG132 und Celastrol gemeinsam eine 20-fache Steigerung der spezifischen Enzymaktivität. Die kombinierte Behandlung erreicht die Sialidase Aktivität von normalen menschlichen Fibroblasten (MCH64).

Co-Lokalisation von endogener Sialidase mit LampII nach der Behandlung mit Medikamenten

Mittels Immunfluoreszenzmikroskopie wurde beobachtet, ob die Medikamente hilfreich bei der richtigen Ausrichtung der Sialidase in Lysosomen waren. Unter Verwendung von Anti-Sialidase und Anti.Lamp-II-Antikörper konnte die Lokalisation der Sialidase bestimmt werden. Die immunzytochemische Färbung fiel schwach bei unbehandelten Zellen aus, während sich ein netzartiges Muster bei allen Zellen, die mit einem Medikament behandelt wurden ergab. Ein großer Anstieg an lysosomal lokalisierter Sialidase konnte bei der Behandlung mit MG132, aber auch bei der Doppelbehandlung beobachtet werden. Die alleinige Behandlung mit Celastrol brachte keine signifikanetn Unterschiede. Die Kolokalisation von Sialidase mit dem lysosomalen Marker LAMP II war bei einer Behandlung mit MG132 und der Kombinationsbehandlung ebenfalls erhöht. Manders' Koeffizient wird verwendet, um den Grad der Überlappung zwischen LAMP II und Sialidase zu identifizieren. Fibroblasten die mit MG132 behandelt wurden zeigen eine deutlich höhere Kolokalisation. Interessanterweise konnte keine erhöhte Kolokalisation zwischen LAMP II und Sialidase in Gegenwart beider Medikamente beobachtet werden, obwohl die Enzymaktivität deutlich erhöht war.

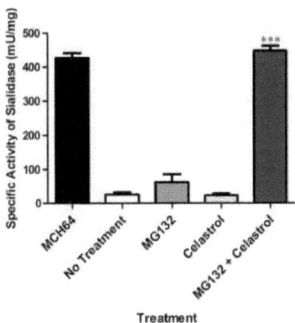

Wirkung der Behandlung mit MG132 und/oder Celastrol auf Gangliosidebene in geladenen Sialidosis Fibroblasten

Nach der Behandlung mit Celastrol alleine, oder in Kombination mit MG132 konnte eine deutliche Abnahme der komplexen Ganglioside, einschließlich der Tri-Sialo Gangliosid Bande (GT1b) beobachtet werden. Die Behandlung der Sialidose Fibroblasten mit MG132 veränderte drastisch die Bandenmuster der weniger komplexen Ganglioside GD3, GM2 und GA2. Glycosphingolipid Akkumulationsmuster zeigen ebenfalls eine Reaktion infolge einer Kombinationswirkung.

Auswirkung der MG132 und Celastrol Behandlungen auf die Sialidase Aktivität

Die Zugabe von MG132 führt zu einer deutlichen Erhöhung der Enzymaktivität defekter Sialidase Enzyme, welche die R225P und R341G Substitutionen beherbergen. Jene Zellen zeigen einen 2 bis 7,5-fachen Anstieg ihrer Enzymaktivität als Reaktion auf MG132. Celastrol

7

bewirkt zwar keinen signifikanten Anstieg, jedoch ist ein Trend in Richtung einer höheren Aktivität zu beobachten. Die Kombinationsbehandlung beider Stoffe führt zu einer signifikanten Vervielfachung der Aktivität in AdSialR22P und AdSialR341G.

Auswirkung der Behandlung auf die Co-Lokalisation von Sialidase mit Lamp II

Die Zellen wurden fixiert, permeabolisiert und hinsichtlich Sialidase und LAMP II immunzytochemisch gefärbt. Zellen, welche die mutierte R341G oder R225P Sialidase exprimierten, zeigten nach der Behandlung mit MG132 eine Zunahme in der Färbung, Celastrol allein beeinflusste die Färbung allerdings nicht. Nicht mutierte Zellen regierten auf die Behandlung mit MG132 mit einer Zunahme der Sialidase Farbintensität, während die Behandlung mit Celastrol zu einer Abnahme jener führte. Die Quntifizierung der Co-Realtion konnte mittels des Mander`s Koeffizienten graphisch dargestellt werden: Es kam zu einer synergistischen Wirkung im Zuge einer Kombinationsbehandlung, welche jedoch nicht den Effekt der Behandlung mit MG132 alleine übertraf. Man erkannte, dass es signifikante Unterschiede bezüglich der Co-Lokalisation zwischen der Kombinationsbehandlung und der jeweiligen separaten Gabe von Celastrol und MG132 gab.

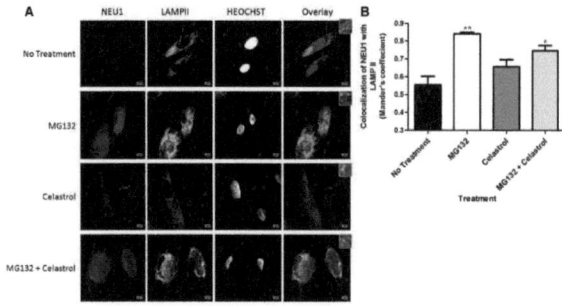

(Abb. aus O'Leary/Igdouras)

Wirkung der Celastrol und MG132 Behandlung auf die Expression mutierter Sialidase

Die Western Blot Analyse wurde verwendet, um die Auswirkung der medikamentösen Behandlung auf die Sialidase Expression mutanter R341G und normaler Zellen zu analysieren. Um die Aktivität bezüglich der Sialidaseexpression in mutanten Fibroblasten beurteilen zu können, wurden zwei anti-Sialidase Antikörper eingesetzt: Ersterer erkannte die endständige Carboxylgruppe des Proteins, während Zweiterer auf den Poly-Histidin- Tag am Aminoende (NH2) reagierte. Sowohl in den normalen als auch in den mutierten Zellen kam es zu Veränderungen bezüglich der Expression von Sialidase nach der Medikamentenbehandlung: Die Behandlung mit MG132 erhöhte die Proteinexpression, währen Celastrol die Sialidase Expression herabsetzte. Eine Kombinationsbehandlung führte in mutierten Zellen zu einer Erhöhung der Länge des Gleichgewichtszustands, bewirkte in normalen Zellen jedoch keine Veränderung. Um zu untersuchen, ob die beobachtete Steigerung mit der Hyperglycolisation in Zusammenhang steht wurden die Zelllysate mit N-Glycosidase F inkubiert um die N- verknüpften Oligosaccaride zu spalten. Deglycosilierung führte zu einer Abnahme der relativen Molekülgröße, bestätigte aber auch eine Erhöhung der Kernproteine, was auf die Behandlung mit MG132zurückgeführt werden kann. Es kommt zu einer Verschiebung des Molekulargewichts der Sialidase wenn Lysate mit N-Glycosidase F behandelt werden. Ein beachtlicher Anstieg an Sialidase wurde beobachtet nachdem Lysate mit jenem Antikörper, welcher den Poly-Histidin-Tag erkennt, behandelt wurden. Grp 78, ein Chaperon, welches bei der Aktivität von ERAD hochreguliert wird, wurde ebenfalls bezüglich seiner Reaktion auf die Behandlung mit MG132 untersucht: In Anwesenheit von MG132 erhöhte sich das Level von Grp78, sowohl in mutierten als auch in normalen Zellen.

4. Diskussion:

Da für die lysosomale Stoffwechselerkrankung bis dato keine adäquate Therapie besteht, lassen sich nur die Symptome behandeln. Das Klonieren und die anschließende Charakterisierung des Sialidase Gens führte zu einer deutlichen Verbesserung bezüglich des Wissens über die Wirkung dieses Enzyms und über pathologische Vorgänge, beispielsweise inadäquate Proteinfaltung und damit verbundenen Problemen. Mithilfe der Kristallstruktur des homologen Enzyms NEU2 (cytosolische Sialidase) konnten einige Mutationen von NEU1 vorhergesagt werden. Pathogene NEU1 Mutationen können des Weiteren in Subklassen unterteilt werden, welche es erlauben die phänotypischen Ausprägung, Akkumulationsprodukte und Genotyp der jeweiligen Klasse vorherzusagen.

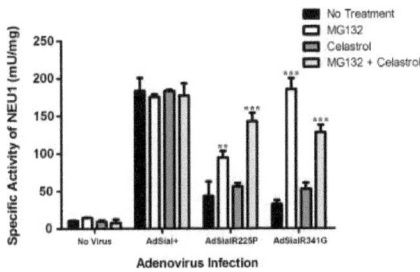

(Abb. aus O'Leary/Igdouras)

Krankheiten die durch eine Proteinfehlfaltung verursacht werden sind unter anderem Alzheimer, Parkinson, oder eben lysosomale Speichererkrankungen. Falsch gefaltete Proteine könne jedoch trotz des Verlusts ihrer richtigen Ausrichtung und ihrer Fehlfaltung ihre katalytische Aktivität beibehalten. Proteosomale Regulation ist eine der derzeitig untersuchten Behandlungsoptionen, bei Krankheiten die durch gestörte Proteinfaltung hervorgerufen werden. Um die Missfaltung von Proteinen zu kontrollieren arbeitet das Proteasom mit ERAD und UPR während Phasen des zellulären Stresses zusammen. Proteosomale Regulation ermöglicht ubiquitinilierten Proteinen in Abwesenheit des Proteasoms zu akkumulieren. Diese Akkumulation führt zur Hochregulation von Hitzeschockproteinen (HSPs) und Initiierung von ERAD. Bei der Behandlung mit Celastrol und MG132 gab es eine deutliche Hochregulation von spezifischen HSPs, sowie eine Initiierung des Hit Shock Factors 1 (HSF1). Dieser reguliert die Transkription von Chaperonen in der Zelle, welche wiederum bei der Proteinfaltung assistieren. Es wurde daher das Potenzial der beiden Medikamente hinsichtlich der Aktivierung von UPR, der Hochregulation der natürlichen Chaperonproduktion, sowie der Verhinderung des Abbaus falsch gefalteter Proteine untersucht. Es wurden zwei verschiedene Arten von Mutationen untersucht: Bei der ersten handelte es sich um die Substitution einer Base, wodurch es zu einem vorzeitigen Kattenabbruch, wegen des Einfügens eines Stoppcodons, und somit zu einem inaktiven Protein kam. Bei der zweiten resultierte zwar ein funktionstüchtiges Protein, allerdings kam es, aufgrund des Fehlens des positiv geladenen Arginins, zu einer katalytischen Inaktivität, da es nicht mit der negativ geladenen Sialinsäure am Zielliganden interagieren konnte. Mittels des künstlichen Substrates MuNANA konnte gemessen werden, dass sowohl Celastrol als auch MG132 die enzymatische Enzymaktivität erhöhen. MG132 besitzt die Fähigkeit die proteosomale Aktivität herunterzuregulieren und ermöglicht es dem mutierten Protein Genprodukte zu erzeugen. Weil das Sialidase Enzym mit der R341G Mutation nun effektiv zu den Lysosomen transportiert wird, wird erwartet dass es durch den niedrigen PH-Wert in der Lage ist Syalilglycokonjugate zu binden. Die geringe Erhöhung der Aktivität nach der alleinigen Behandlung mit MG132 könnte mit der limitierten Menge an endogenem PPCA (proserum prothrombin conversion accelerator) zusammenhängen, welches für die katalytische Aktivität benötigt wird. Die niedrigen PPCA Werte stehen in Verdacht die katalytische Aktivität der Sialidase zu begrenzen, jedoch nicht ihren Transport zu den Lysosomen zu behindern.

Der beobachtete Anstieg der Enzymaktivität des R341G mutierten Enzyms, welcher, trotz der Abwesenheit des fehlenden positiv geladenen Arginins an der mutmaßlichen Bindungsstelle, bei einer Kombinationsbehandlung auftritt ist wahrscheinlich auf die Anwesenheit eines hochkonservierten Histidins zurückzuführen. Histidin protoniert in Umgebungen mit niedrigem pH-Werten. Daher wird vermutet, dass die positive Ladung, welche an der Bindungsstelle erforderlich ist, durch jenes Histidin bereitgestellt wird. Nach Beobachtung der positiven Änderung der Enzymaktivität sollte festgestellt werden, ob die Behandlung mit Celastrol und MG132 auch einen Effekt auf das endogene Enzym und sein Zielobjekt, das Lysosom hat. Der Targeting-Mechanismus der Sialidase zum Lysosom wird derzeit noch untersucht; potentielle Zielwege betreffen den Mannose-6-Phosphat Rezeptor und das Adapterprotein AP3. Sialidase gelangt unter Verwendung eines Targetin-Motivs (YGTL), welches am C-Terminus identifiziert wurde, aus dem trans-Golgi-Netzwerk über den lysosomalen/ endosomalen Weg zu den Lysosomen. Wenn sich falsch gefaltete Proteine ansammeln wird das lysosomale Targetin behindert: Die Proteine werden in der Plasmamembran zurückgehalten oder ins ER, beziehungsweise in den Golgi-Apparat eingeschlossen. In diesem Fall wird eine netzartige Färbung in der Immunhistochemie sichtbar. Bei Patienten mit Sialidose fällt die Enzymfärbung jedoch unter die Nachweisgrenze. Ein ähnliches Phänomen kann anhand des durchgeführten Experiments beobachtet werden, wobei bei einem Zusatz von MG132 eine Zunahme der Sialidasefärbung beobachtet werden kann. Die Erhöhung der Farbintensität kann mit einer großer Menge an Enzymen, welche im ER gehalten werden, während die Zelle versucht die überschüssige Sialidase mit nur endogenen Mengen an PPCA weiterzuverarbeiten, assoziiert werden. Es konnte letztlich bestimmt werden, dass die Lokalisation von Sialidase nach der Behandlung mit MG132 in Lysosomen erhöht ist.

Trotz der widersprüchliche Meinungen bezüglich der Gangliosidansammlungen existieren überzeugende Beweise, dass Sialidase eine Rolle beim Katabolismus von Gangliosiden spielt: Eine Akkumulation von Gangliosiden wurde in Abwesenheit von Sialidase beobachtet. Nun sollte die Effizienz der Sialidase auch anhand vermeindlich natürlicher Substrate wie GM3, GD1a und GD3 Gangliosidse überprüft werden. Man ging anfänglich davon aus, dass die Reaktion der Enzymaktivität auf das künstliche Substrat MuNANA im Vergleich zu der Enzymwirkung auf natürliche Liganden weniger spezifisch sei. Um die Änderung in der Enzymaktivität gegenüber den Gangliosiden zu untersuchen wurden Sialidose Fibroblasten mit einer Rinderhirn Gangliosidmischung versehen. Um die Umwandlung von GM2 Gangliosiden in GM3 zu evaluieren wurden die Zellen mit komplexen Gangliosiden beladen. Dies sollte das Vorhandensein eines breiten Spektrums an Metaboliten im Lysosom gewährleisten. Fibroblasten besitzen die Fähigkeit Ganglioside aufzunehmen und abzugeben. Es konnte eine Reihe von Gangliosiden und Glycoproteinen in den Zellen identifiziert werden: GD3, GM2 und die komplexeren negativ geladenen GT1b Ganglioside aber auch jene der Di-sialo Serie waren deutlich zu erkennen. Die Ergebnisse zeigten, dass die Behandlung mit MG132 sowohl zu einer Abnahme der GD3, als auch der GD1a Bande führte. Die GD3 Bande, welche in unbehandelten Sialidose Zellen als Douplet vorliegt, wurde auf eine einzige Bande mit verminderter Intensität reduziert. GD3 wurde, wie erwartet, zu GM3 reduziert, welche in Gegenwart von MG132 noch weiter reduziert wurde. Die Verringerung von GD3 ist unumgänglich, da GD3 mit der Apoptosekaskade in Verbindung gebracht wird und der Versuch seinen Abbau zu verhindern die Apoptosehäufigkeit ins Sialidose Zellen verringern könnte. GM2 nahm ebenfalls ab, was zu der Annahme führte, dass der katabole Weg in Sialidose Zellen durchaus funktioniert. Es wurde bereits bewiesen, dass Sialidase GM2 zu GA2 in Mäusen abbaut, doch es existieren auch schon Beweise darüber, dass derselbe Mechanismus auch bei Menschen vorhanden ist. Da kein erneuter Anstieg des GA2 Spiegels beobachtet werden konnte, ging man davon aus , dass GA2 durch die Aktivität von Hex A und B weiter abgebaut wurde. Celastrol scheint des Weiteren die katabole Fähigkeit der Sialidose Zellen bezüglich komplexer Ganglioside wie GD1b und GT1b zu verbessern. Durch die Prüfung der Gangliosid Akkumulationsmuster konnte nun verifiziert werden, dass beide Wikstoffe unterschiedlichen Effekt auf die Zellen haben. Eine Kombination beider Stoffe ermöglicht es die individuellen Effekte an einer einzigen Zelle auftreten zu lassen.

Es hat sich gezeigt, dass Celastrol als proteosomaler Regulator agieren und das Proteasom unwirksam machen kann, wenn es mit der Thiolgruppe von (C) Cystein im Proteasom interagiert. Da Celastrol jedoch einen einzigartigen Wirkmechanismus auf Sialidas zeigt, ist anzunehmen, dass seine Wirkung nicht ausschließlich auf proteosomaler Hemmung beruht. Im Huntington Tiermodell verhindert es zusätzlich die Proteinaggregation und im Gehirn von Alzheimer-Mausmodellen die Amyloidplaquebildung. Die Wirkung von Celastrol bezüglich dieser beiden Krankheiten ist zwar noch nicht vollständig erforscht, jedoch ist bekannt, dass die Expression von Chaperone wie beispielsweise Heat Shock Proteins hochreguliert und dadurch eine Aggregation verhindert wird. Die Ergebnisse legen nahe, dass Celastrol in niedrigen Konzentrationen einen zweiten Stressor benötigt um die HSP Hochregulation zu initiieren. Proteinakkumulation in Gegenwart von MG132 in Sialidose Zellen könnte als ein derartiger zweiter Stressor fungieren und somit eine Celastrol vermittelten Zunahme an HSP hervorrufen. Alleine versagt Celastrol bei dem Versuch die Enzymaktivität und die Expression von Sialidase positiv zu beeinflussen; in Gegenwart eines proteosomalen Reglers jedoch kann ein Anstieg der Chaperone beobachtet werden.

Die Wirkung der proteosomalen Regulatin wird anhand von rekombinanter mutierten Sialidase untersucht, um zu beurteilen, ob die Behandlungen nur mutationsspezifisch, oder in einer globaleren Form anwendbar ist. Zwei Mutationen, die p.R225P Substitution (c.1021C>G) und die p.R341G (c.674G>C) wurden in Bezug auf ihre Fehlfaltung, Lokalisation und Enzymaktivität untersucht. Untersuchungen bezüglich der Aktivität der Sialidase ergaben, dass jene derer Zellen, welche mit MG132 behandelt wurden, deutlich höher war als die der Kontrollgruppe ohne Behandlung.

Immunlokalisation wurde eingesetzt, um festzustellen ob die Sialidase richtig zu den Lysosomen ausgerichtet war. Man konnte beobachten, dass nach der Behandlung mit MG132 alleine, oder in Kombination mit Celastrol, mehr verfügbare Sialidase vorhanden war, unabhängig davon bei erlchem Allel die Messungen durchgeführt wurden. Mithilfe des Manders' Koeffizienten konnte des Weiteren gezeigt werden, dass das intrazelluläre Targeting von Siaidase zu Lamp II durch eine Kombinationsbehandlung verbessert wurde. Die Behandlung mit MG132 reichte dafür nicht aus. Ein Nebeneffekt der großen globulären Proteinansammlungen könnte jedoch Proteinakkumulation sein. Nach der Behandlung mit MG132 konnte eine Verdreifachung der Co-Lokalisation beider mutierter Sialidasen auf den lysosomale Marker aufgezeichnet werden. Dies bestätigt, dass die Steigerung der Enzymaktivität auch tatsächlich im Lysosom lokalisiert ist. Celastrol hingegen hatte weder eine positive Auswirkung auf die Lokalisation, noch einen zusätzlichen Effekt wenn Zellen einer Kombinationsbehandlung unterzogen wurden.

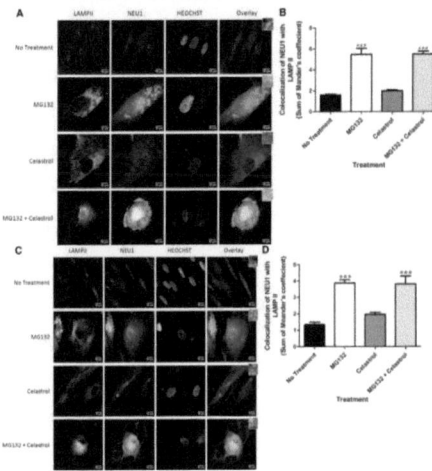

(Abb. aus O'Leary/Igdouras)

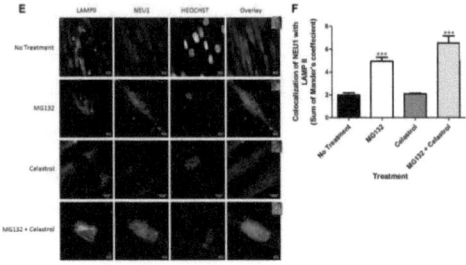

(Abb. aus O'Leary/Igdouras)

Andererseits konnte die Sialidase Enzymaktivität durch die Behandlung beider Stoffe erhöht werden. Dies deutet darauf hin, dass jene Kombinationsbehandlung durchaus einen positiven Effekt auf den Proteinüberschuss und die verfügbaren Chaperone von Zellen, welche R225P Sialidase exprimieren hat. Korrekte Enzymfaltung tritt im ER vor der Komplexbildung mit PPCA und beta-Galactosidase im Golgi auf. Fehlfaltungen der Sialidase beeinflusst diese Komplexbildung negativ. Anhand von MG132 behandelten Zellen konnte gezeigt werden, dass die Expression des ER Chaperons Grp 78 erhöht war. Dieses Chaperon wird in Zellen normalerweise dann vermehrt exprimiert, wenn die ERAD und UPR Spiegel hoch sind. Der Anstieg der ER Chaperone mittels MG132 und der der zytosolischen Chaperone mittels Celastrol würde die additive Wirkung, die in Zellen mit mutierten Sialidase Allelen beobachtet wurde erklären. Grp78 könnte zur Rückfaltung verwendet werden, was wiederum zu einer adäquaten Komplexbildung und Targeting zum Lysosom führen würde. MG132 führt also auch zu einer erhöhten Expression von Grp78. Die Daten legen nahen, dass die Verfügbarkeit der überschüssigen mutierten Sialidase, in Abwesenheit enzymatischer Aktivität, kombiniert mit der Fähigkeit des Grp78 die Faltung zu initiieren die Schlüsselfaktoren für das positive Ergebnis sind. Die Medikamente haben je nach mutiertem Sialidase Allel eine spezifische Wirkung auf die Sialidase Expression. Zelllysate wurden mit zwei spezifischen Antikörpern untersucht und es wurde festgestellt, dass es in Zellen, welche sowohl die mutante, als auch die normale Sialidase exprimierten, zu einer Erhöhung jener Expression nach MG132 Behandlung kam. Dieser Anstieg belegte, dass überschüssige Sialidase normalerweise durch das Proteasom abgebaut wird. Der Überschuss und die daraus resultierende Zersetzung könnten durch die niedrige Konzentration von endogenem PPCA zustandekommen, welches die Stabilität der überschüssigen Sialidose Proteine limitiert.

5. Schlussfolgerungen

Proteosomale Regulationen wurden als mögliche Behandlung für Sialidose identifiziert: Sowohl in mutierten, als auch in normalen Zellen konnte eine Steigerung der Aktivität, eine genau Lokalisation der Sialidase Enzyme und eine Substratreduktion mittels Celastrol und MG132 erzielt werden. Außerdem wurde gezeigt, dass proteosomale Inhibition sich phänotypisch positiv auf beide untersuchten mutierten Allele (R225P und R341G) auswirkt. MG132 ist des Weiteren in den Faltungsprozess der Proteine involviert, sowie in dessen Korrektur. Celastrol vermindert die Expression der Sialidase. Der Effekt einer Kombinationsbehandlung beider Stoffe scheint vielversprechend und könnte auf die positive Wirkung der proteosomalen Inhibition und Hochregulation der ERAD Faltungsmaschine durch Celastrol zurückzuführen sein. Des Weitern zeigt die Behandlung mit Bortezomib, welches bei multiblen Myelomen zum Einsatz kommt, ähnliche Wirkung wie MG132. Dieses zugelassene Medikament könnte daher für die Behandlung von Sialidose eingesetzt werden. Proteosomale Regulation scheint ein geeignetes Mittel bei der Behandlung dieser lysosomalen Speichererkrankung zu sein. (O'Leary and Igdoura, 2012)

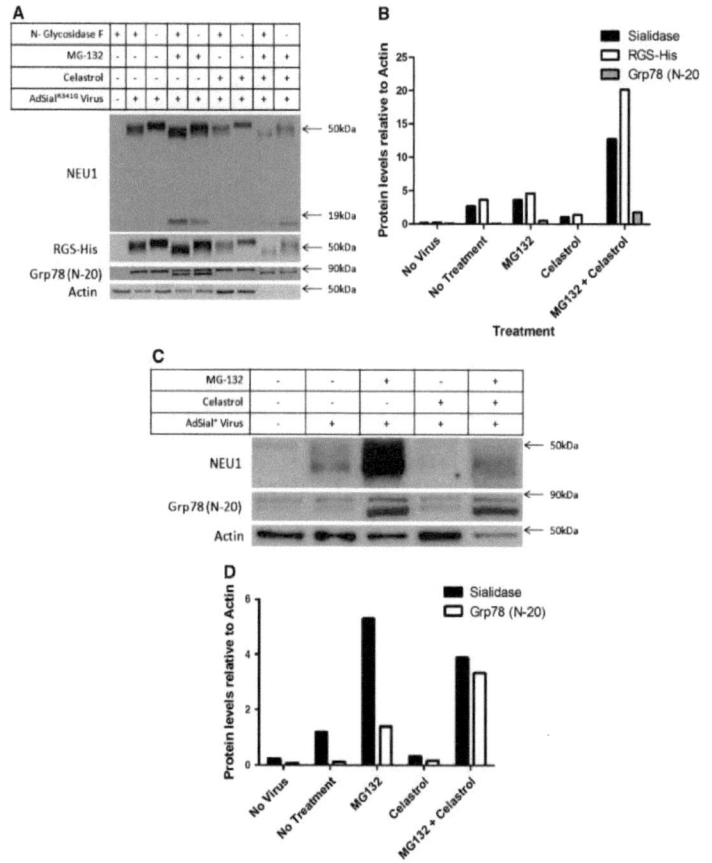

(Abb. aus O'Leary/Igdouras)

Literaturliste:

O'LEARY, E. M. & IGDOURA, S. A. 2012. The therapeutic potential of pharmacological chaperones and proteosomal inhibitors, Celastrol and MG132 in the treatment of sialidosis. *Mol Genet Metab,* 107, 173-85.

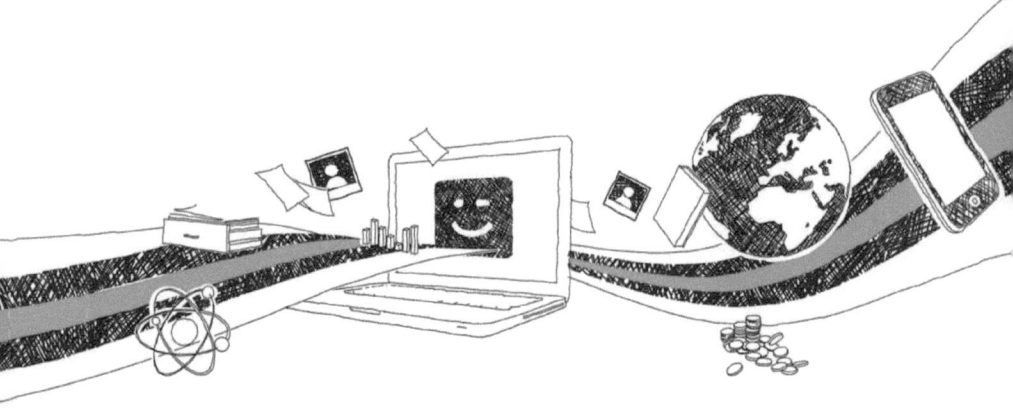
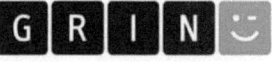